DES
MALADIES NERVEUSES,
DE LEURS CAUSES
ET
DE LEUR TRAITEMENT.

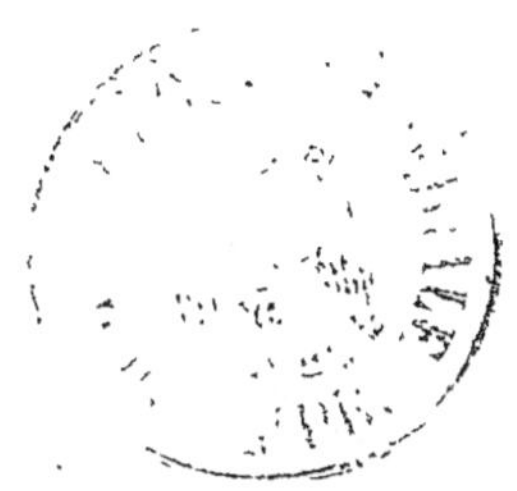

> Dieu a fait connaître aux hommes la vertu des plantes, et le Très-Haut leur en a donné la science pour qu'ils l'honorent dans ses merveilles. Il s'en sert pour adoucir leurs douleurs et pour les guérir.
>
> (ECCLÉSIASTE, chap. 35, w. 6 7)

On distingue sous le nom de *Maladies nerveuses*, ou sous celui de *Névroses*, les maladies caractérisées par des troubles divers du système nerveux et spécialement par des troubles de la sensibilité, du mouvement et de la contractilité.

Cette classe de maladies comprend cinq genres :

Dans le premier genre, on rencontre les *douleurs nerveuses*, les *névropathies*, les *migraines*, les *névralgies tri-faciale* (tic douloureux), *sciatique*, *crurale*, des *poumons*, la *gastralgie* et l'*entéralgie* (douleur de l'estomac et des intestins), en un mot, le symptôme *douleur*.

Dans le deuxième genre, sont rangés les *spasmes*, les *convulsions*, la *chorée*, le *tremblement* particulier ou général, les *contractures*, la *paralysie essentielle*, celle des *membres inférieurs*, celle de la *vessie*, etc.

Dans le troisième genre, l'*hypochondrie*, la *mélancolie*, le *délire nerveux*, etc.

Dans le quatrième, l'*épilepsie*, l'*éclampsie*, le *spasme de la glotte*, l'*extase*, la *catalepsie*, le *cauchemar*.

Enfin, dans le cinquième genre sont placées les Névroses spéciales à certains organes, telles que l'*hystérie*, l'*asthme*, l'*aphonie* (extinction de voix), le *hoquet*, les *palpitations du cœur*, la *syncope*, les *battements nerveux des artères*, le *défaut ou dépravation de l'appétit*, les *vomissements nerveux*, l'*incontinence d'urine*, le *vertige*, l'*insomnie*, les *troubles du sommeil*, etc.

Les affections nerveuses constituent, comme on le voit, des espèces bien nombreuses et distinctes. Toutes ces espèces présentent des physionomies bien différentes et sont engendrées par des causes tout-à-fait diverses et dissemblables.

Symptômes des Maladies nerveuses.

Les symptômes sont aussi vagues qu'étendus : la tête est plus ou moins affectée ; chez les femmes, c'est le clou dit hystérique ; chez les hommes, c'est une sensation de douleur térébrante, de douleur pulsative, de cercle qui presse la tête comme un étau : froid au sommet de la tête, battement des artères temporales, sifflement d'oreilles ; tantôt ce sont des vertiges, des frayeurs, des terreurs paniques, des tremblements et des frémissements de tout le corps ; d'autres fois, ce sont des lassitudes, des douleurs, des engourdissements ; quelquefois, c'est de la tristesse, de la mélancolie, du découragement ; ce sont des rires ou des pleurs sans sujet ; des vents rendus par la bouche, acides ou nidoreux, un crachottement incommode, des suffocations alarmantes, une toux sèche qui devient convulsive ; ce sont des palpitations du cœur, le hoquet, quelquefois le crachement de sang, des battements nerveux des artères qu'on rapporte aux artères aorte, cœliaque, mésentérique supérieure ; on rencontre un pouls petit, inégal, intermittent, rarement de la fièvre. Les malades se plaignent quelquefois d'anxiétés, de nausées et de vomissements. Il y a des grouillements, des tiraillements, des douleurs dans les entrailles, et même des plus aiguës ; ventre dur, élevé, boule dite hystérique, étranglement à la gorge, urines

limpides, et quelquefois suppression totale ou rétention, froid
et chaleur alternatifs, chaleur atroce dans le dos, crampes et
inquiétudes aux jambes, resserrement de la gorge, difficulté
d'avaler, perte de la parole ; on trouve des douleurs exacer-
bantes, vives, siégeant dans toutes les parties externes ou internes du corps : ce sont des convulsions, des contractions des
membres, des mouvements irréguliers et involontaires ; ce
sont des difficultés de la digestion, une faim dévorante, de la
dépravation du goût, etc., etc., etc. ; c'est, en un mot, Protée
et Caméléon.

Tels sont les caprices et les bizarreries par lesquels les affections nerveuses se traduisent au dehors.

Causes des Maladies nerveuses.

Les causes qui engendrent les maladies nerveuses sont aussi
nombreuses que variées, aussi diverses que dissemblables et
se trouvent répandues à la fois dans la vie individuelle et dans
la vie sociale. Je vais exposer, le plus succinctement que possible, les circonstances principales qui peuvent contribuer à la
génération des maladies dont je m'occupe.

L'*hérédité* doit être mise en première ligne ; il est incontestable que les constitutions nerveuses et les tempéraments se
transmettent parfaitement des parents aux enfants, et l'on a
pu dire avec raison que nous héritons plus souvent encore des
maux de nos pères que de leurs richesses. Les constitutions
faibles, débiles, sont les plus exposées aux maladies nerveuses,
et c'est à elles que les enfants, les femmes, les habitants des
pays chauds et des grandes villes doivent les nombreuses névroses qui les tourmentent. Le médecin doit observer les
signes de la sensibilité ou de la mobilité qui peuvent exister
dans chaque individu, pour s'en servir à connaître la faiblesse
des forces radicales de sa constitution. De la constitution au
tempérament il n'y a qu'un pas, et celui qui est connu sous
le nom de tempérament nerveux précède d'ordinaire les diverses névropathies.

L'*alimentation* joue un très-grand rôle dans la production
des maladies nerveuses : si l'appareil digestif fonctionne bien
le système nerveux n'est pas douloureusement impressionnn
par le travail de la digestion ; mais si l'estomac est lésé dasé

ses forces, parce que l'alimentation n'est pas en rapport avec
son énergie, le système nerveux souffre manifestement ; de là,
des pesanteurs dans les membres, des palpitations, des étouf-
fements, une fatigue extrême du corps, vertiges, somnolence.
Si ces phénomènes se reproduisent souvent, les gastralgies,
les hypocondries, la mélancolie, etc., ne tardent pas à sur-
venir d'une manière durable, et lorsque le trouble de l'estomac est très-grand, les névroses les plus graves, l'épilepsie,
l'hystésie, etc., peuvent éclater immédiatement chez les sujets
déjà très-fortement prédisposés. En outre, les forces de l'estomac ou des intestins étant affaiblies ou perverties, les ali-
ments mal élaborés ne nourrissent pas suffisamment : de là,
une faiblesse, une débilité qui conduit aux affections nerveuses
par les altérations du sang. Ces dernières existant, débilitent
encore l'économie, de façon telle que ce qui était cause devient
à son tour effet et *vice-versa*. Ces données sont de la plus haute
importance pour le traitement des maladies nerveuses.

Les *alcooliques* et le *vin* pris avec excès peuvent déterminer
les accidents nerveux les plus variés chez les personnes les
moins prédisposées. Quand ces excès sont fréquents, ils engendrent des névropathies par l'effet de l'excitation constante
des centres nerveux et par l'insuffisance de la nutrition. De là
dérivent l'épilepsie, l'hystérie, la paralysie, la dispepsie, etc.

Le *café* et le *thé* produisent les vapeurs, l'hystérie, l'hypo-
condrie, les fleurs blanches et surtout la gastralgie. Les vices
de l'alimentation occupent, ainsi qu'on le voit, une large place
dans le développement des maladies nerveuses.

L'*oisiveté* est considérée comme une cause très-ordinaire de
névropathies, et devient surtout funeste à ceux qui ont mené
une vie active. L'inaction, en effet, porte atteinte aux fonctions
digestives et nutritives, et excite la sensibilité nerveuse à un
dégré tel que l'on peut avancer avec raison que sur cent malades atteints de névroses, quatre-vingts appartiennent aux
classes de la société qui mènent une vie sédentaire. Chez les
gens oisifs, la digestion ne se fait pas bien parce que la nourriture trop substantielle dont ils font usage n'est pas en rapport
avec le peu de forces qu'ils perdent, et l'appauvrissement du
sang qui en est la conséquence devient une cause d'autant plus
puissante que le système nerveux est soumis à des excitations
continuelles provenant de leur mode de vivre : de là naissent
les hystéries, les névralgies, les hypochondries, les migraines,
les vapeurs et une multitude d'autres troubles de l'innervation.

L'*action* trop prolongée, trop soutenue des *facultés intellec-*

tuelles dispose à des maux nombreux et particulièrement à l'hypochondrie, dont la source est à la fois dans le défaut d'exercice et dans l'irritabilité du système nerveux.

Quelques usages hygiéniques mal entendus, tels que les *couches trop molles*, les *vêtements trop moëlleux* et surtout les *bains chauds* dont on fait un grand usage dans le monde, produisent des névropathies en développant la susceptibilité nerveuse et en troublant l'ordre des fonctions nutritives.

Les *excès* et les *abus* des plaisirs de l'amour sont des plus funestes. Ici le système nerveux est anormalement excité et affaibli par une provocation continuelle à l'accomplissement d'actes qui demandent une grande dépense de forces sensitives et motrices : de là, désordre de la nutrition, changement, modification des sécrétions en général, douleurs, hébétude, délire maniaque, faiblesse générale, détérioration de l'économie, tous les désordres nerveux, enfin.

Les *passions tristes*, c'est-à-dire tous les sentiments de l'âme qui se traduisent par la tristesse, l'envie, la haine, la colère, la douleur, etc., préparent aux névroses d'abord et les déterminent ensuite. Ici se rangent les hystéries, les hypochondries, etc.; le système nerveux d'abord lésé traduit cette lésion par des mouvements spasmodiques, et puis surviennent les troubles de la digestion, l'insuffisance de la nutrition et l'excitabilité exagérée de la sensibilité et de la motilité.

Les maladies nerveuses sont le plus souvent *essentielles*, c'est-à-dire, indépendantes en soi; d'autres fois, au contraire, elles sont sous la dépendance de *lésions organiques*. Dans ce dernier cas, le médecin doit attaquer les altérations anatomiques et les traiter comme si elles étaient causes, et celles-ci disparaissant, l'affection nerveuse cesse le plus souvent aussi, n'ayant plus de raison d'être.

Si l'on trouve des maladies nerveuses dépendant de lésions organiques, on en trouve un plus grand nombre encore qui dépendent d'un état particulier du sang qui alors est altéré dans sa *quantité* et dans ses *qualités* : dans la quantité, il y a pléthore et il est incontestable que l'épilepsie, les convulsions qui surviennent aux jeunes enfants éminemment sanguins, la danse de St-Guy, l'éclampsie, certaines affections hystériques ne reconnaissent point d'autre cause. Quand il y a, au contraire, diminution de la masse du sang, ou bien, dans les états du sang connus dans la science sous les noms de anémie, hydroénie, aglobulie, dans tous ces cas, il est très-commun de voir ces altérations du sang s'associer avec les névropathies les plus diverses, les plus graves comme les plus légères, telles que l'épilepsie, l'hypochondrie, le vertige, la gastralgie, etc., l'altération du sang est donc un fait capital auquel dans les maladies nerveuses il faut attribuer un rôle très-important, et c'est à lui que je demande souvent compte de l'apparition de beaucoup de névroses.

L'action des affections appelées spécifiques, telles que l'*affection vermineuse*, les *dartres*, la *syphilis*, le *rhumatisme*, la *goutte*, est manifeste ; l'épilepsie, la chorée, les convulsions, dépendent par fois de l'affection vermineuse ; les dartres ont souvent précédé des maladies nerveuses de toute espèce et les ont tenues sous leur dépendance. L'épilepsie, la paralysie d'un sens, celui de la vue, de l'ouïe, de l'odorat, l'hypochondrie, sont les névroses qui sont le plus communément la conséquence de la syphilis ; un traitement mercuriel bien dirigé produit ici des merveilles ; une foule de gastralgies, de sciatiques, de tics douloureux, de contractions et de paralysies, doivent leur origine au vice rhumatismal ; des apoplexies, des céphalalgies, des danses de St-Guy, des hystéries, des hypochondries goutteuses ne sont pas rares : modifions l'économie par les médicaments qui s'adressent à l'affection spécifique et nous verrons disparaître les maladies nerveuses entretenues par elle.

De tout ceci ressort une des vérités les plus essentielles et des moins approfondies, savoir : que des maladies identiques par leurs formes extérieures ne le sont pas toujours par leur essence, et alors, tout identiques qu'elles paraissent, elles demandent un traitement différent suivant les conditions différentes de l'organisme qui les ont fait naître ou qui les entretiennent.

Je n'irai pas plus avant ici dans la recherche des causes des maladies nerveuses ; il me suffit d'avoir passé en revue les circonstances générales qui les produisent et les mettent en action pour croire avoir atteint le but auquel je tends.

Thérapeutique des Maladies nerveuses.

§ 1er. Traitement des Causes.

Le premier soin est de rechercher la cause si l'on ne veut pas échouer : connaître parfaitement la cause d'une affection nerveuse, c'est l'avoir presque guérie.

Si l'affection nerveuse est la conséquence de la faiblesse radicale ou acquise de la *constitution*, il ne s'agira pas d'un système nerveux à calmer, mais bien d'une constitution à refaire. Ici, régime à la fois doux et succulent, quelques toniques ou stomachiques doux, bon air, travail et exercice convenables. Si le sujet est, au contraire, d'une constitution sanguine et que les accidents de la *pléthore* soient manifestes, recourir à la saignée et aux autres évacuants avec prudence et réserve toutefois, pour ne pas exagérer la mobilité nerveuse et s'en tenir aux seules boissons tempérantes.

Si le tempérament est *nerveux*, *sec* et *irritable*, adoucissants et délayants, bains tièdes prolongés ; ne pas insister sur les calmants et les aromatiques le plus souvent suspects.

Le tempérament *bilieux* réclamera les acidules, les délayants, les laxatifs, les fruits aigrelets, un régime végétal, les chicoracées, les bains tièdes.

Le tempérament *lymphatique* greffé sur des sujets faibles et débilités demandera les viandes rôties, un peu de bon vin, les amers et tous les toniques en général ; favoriser l'action des médicaments par l'exercice, les frictions sèches, un air vif et salubre.

Il importe de faire la plus grande attention à l'époque des règles, de la grossesse, à l'âge de puberté et surtout à l'époque critique de la femme.

L'*alimentation* jouant un très-grand rôle dans les affections nerveuses, il est de la plus haute importance de surveiller la nourriture dans sa qualité et dans ses quantités ; il faut nourrir pour soutenir et relever les forces, mais consulter en même temps l'estomac ici si capricieux ; éviter de débiliter l'estomac, car c'est débiliter l'économie. De même pour les boissons : s'il ne faut pas stimuler, irriter l'estomac par des boissons toniques et irritantes, il ne faut pas non plus le relâcher et le débiliter par des boissons trop fades ; toujours deux écueils à éviter ; trop relâcher ou trop débiliter, c'est ajouter à la mobilité nerveuse ; trop tonifier ou irriter, c'est accroître la maladie elle-même.

Lorsque la maladie résulte de la cessation d'un commerce actif ou d'un emploi administratif qui a jeté tout-à-coup le malade dans l'inaction, dans l'*oisiveté*, il faut l'adonner à des travaux analogues ou à des occupations manuelles : la culture d'un jardin doit être la plus grande ressource de nos négociants retirés des affaires.

Lorsqu'une névropathie sera la suite d'*études forcées*, de

veilles prolongées, d'*un travail intellectuel* ou d'*imagination trop assidu*, il faudra les modérer et les régulariser.

Si l'abus des plaisirs et les *excès vénériens* de toute sorte ont énervé le malade et amené consécutivement une affection nerveuse, on les interdira et l'on s'efforcera, par un régime restaurant, l'exercice et les autres moyens, de donner de l'énergie à celui qui aura été victime de ses imprudences et de rétablir l'harmonie et l'équilibre de ses fonctions ; mais d'abord brusquer la privation absolue des excès, car les passions ne connaissent pas de frein et les sujets y succombent promptement et en très-grand nombre.

Il en sera de même de toutes les autres *sécrétions* et *excrétions* trop abondantes telles que l'*allaitement prolongé* en fournissant une grande quantité de lait, le *crachement continuel*, des *selles trop souvent réitérées*, des *sueurs excessives*, des *pertes blanches chroniques*, des *hémorrhagies chroniques*, etc., etc. On combat ces évacuations excessives qui ruinent les forces et jettent les malades dans un état de marasme et d'anéantissement ; mais on les combat avec prudence, par degrés et de manière à ne pas produire trop brusquement la suppression de sécrétions devenues habituelles.

S'il est utile de combattre les sécrétions et excrétions trop abondantes, il ne l'est pas moins d'éviter leur *suppression* et de faire tous les efforts pour les rappeler si elles ont été supprimées intempestivement ; la chose deviendra plus importante encore quand il s'agira de suppressions, d'évacuations sanguines habituelles, *nasale, hémorroïdaire, menstruelle*, ou *autre*, si l'on ne veut pas s'exposer aux plus graves dangers. S'il s'agit d'*anomalies de la menstruation*, mettre tout en œuvre pour rétablir cette fonction.

Les *passions tristes* exigent avec les moyens qui leur sont applicables un traitement moral, la médecine de l'esprit ; ici que de difficultés ! rien pourtant n'est plus puissant que l'exercice et les voyages pour relever les forces épuisées, mais tact et prudence pour choisir l'exercice le mieux approprié, comme aussi le voyage, son but, son mode, sa durée, ses variations, sa contrée, afin d'en retirer le meilleur parti possible.

Quand des affections nerveuses se seront développées sous l'influence de *lésions organiques* persistant encore, c'est contre celles-ci qu'il faut diriger d'abord les moyens thérapeutiques, car les lésions organiques existant entretiendraient sans cesse l'hérétisme et les désordres nerveux.

Si la *pléthore* a déterminé l'affection nerveuse, il faut la prévenir, je l'ai déjà dit, là où elle est excessive, par des évacuations de toute nature, engourdir le système nerveux au moyen de calmants de toute sorte et éloigner physiquement et moralement toutes les causes présumées d'excitation. Dans les désordres nerveux dont est signalé l'âge dit de *retour* qui clôt la vie de la femme mère, pléthore sanguine d'une part et de l'autre désordres nerveux, tout l'art consiste à tenir la balance de l'un et de l'autre côté.

Si l'état contraire se présente, c'est-à-dire, s'il y avait une *viciation* de sang comme dans la chlorose ou pâles couleurs, le scorbut, les scrofules, il faudrait le combattre par les moyens appropriés à chacune de ces viciations ; mais dans toutes, le bon air, l'exercice, les toniques, les amers et surtout les ferrugineux seront indispensables.

Enfin, si la maladie nerveuse était rapportée à la présence d'une de ces affections dites *spécifiques* que nous avons notées plus haut, on la combattrait par les moyens appropriés après avoir reconnu avec soin si la maladie qui fait complication est soumise à l'affection nerveuse ou bien si c'est celle-ci qui est soumise à la première : le traitement ici sera simultané, c'est-à-dire, adressé en même temps à l'affection nerveuse et à l'affection spécifique, et par ce double accord on combattra plus sûrement une maladie dépendant de cette double cause.

§ II. *Traitement des Symptômes dominants.*

A mesure que le traitement général réussit, symptômes et sympathies tout disparaît aussi ; souvent, cependant, il n'en est pas ainsi et des désordres sympathiques ou des phénomènes internes quelquefois réclament des soins particuliers : porter à chacun le remède qui convient, voilà toute la science ; mais ne jamais perdre de vue le traitement général et ne pas croire avoir vaincu la maladie en calmant une douleur, un spasme, une palpitation ; elle restera la même si l'on ne va pas profondément.

Les symptômes qu'on rencontre le plus souvent sont une douleur fixée sur la tête, l'estomac, le cœur, les intestins ; à la tête, c'est le clou dit hystérique chez les femmes, et chez les hommes c'est une sensation de douleur pulsative, térébrante, de cercle qui presse la tête comme un étau ; à l'estomac, ce sont des spasmes et des crampes ; dans les intestins, ce sont des coliques, des iléus, des miséréré avec tout leur cortége de souffrances ; au cœur, c'est une douleur si aiguë qu'elle gêne et suspend la respiration ou produit la syncope. *Traitement :* calmants à l'intérieur et à l'extérieur, anodins, narcotiques, révulsifs plus ou moins actifs, eau de poulet, bains tièdes prolongés.

Les spasmes sont communs et parmi eux on rencontre le plus souvent le vomissement, les palpitations, les syncopes, une gêne asthmatique de la respiration et le hoquet. *Traitement :* bains tièdes prolongés, calmants, toniques quelquefois, bon régime.

L'insomnie qui n'est pas rare dans les maladies nerveuses, traîne avec elle des vertiges, des éblouissements, des tintements d'oreille, des bruits de courant d'air, de l'agitation, des chaleurs, des crampes, de mauvais rêves, des frayeurs nocturnes, des réveils en sursaut, le cauchemar. *Traitement :* calmants de toute sorte à l'intérieur et à l'extérieur, bains tièdes prolongés, etc.

Les vents, les flatuosités ici si communs, tourmentent beaucoup les malades ; ils dépendent tantôt d'un état d'éréthisme et tantôt d'une modification atonique de l'estomac : l'important est de bien saisir l'indication, le traitement étant tout opposé. *Traitement :* calmants et opiacés, liniments carminatifs dans un cas d'éréthisme, et dans le cas contraire, toniques amers, ferrugineux, eaux minérales salines et ferrugineuses.

La constipation est commune et provient comme les vents d'un état d'éréthisme ou d'atonie ; elle doit toujours être combattue. *Traitement :* lavements d'eau froide, pilules à l'aloës et au calomel, frictions sur le ventre.

Le sein se gonfle quelquefois par l'effet d'une cause nerveuse et produit des douleurs et beaucoup d'alarmes. *Traitement spécifique :* topiques froids.

Des paroxysmes nerveux d'une violence extrême et qui effraient souvent malades et médecin, se montrent quelquefois avant le temps du période du mois ou dans le temps du période. *Traitement :* lavements froids, bains prolongés, calmants, etc.

Le paroxysme hystérique se présente quelquefois par des coliques violentes accompagnées de diarrhée et de vomissements, symptômes pleins de danger quand ils sont mal traités ; ici les lavements gras, les potions huileuses et mucilagineuses et l'eau de poulet prouveront bientôt leur efficacité.

S'il survient périodiquement par le défaut d'évacuation des menstrues, c'est-à-dire, par suite de leur reflux, un paroxysme inquiétant, lavements froids et bains tièdes prolongés pendant trois ou quatre heures et cela pendant trois ou quatre époques ou pour le moins pendant douze ou quinze jours de chaque époque ; ajouter à cela régime adoucissant, boisson copieuse d'eau de poulet, d'orge ou de riz, et pour tout aliment quelques soupes au lait.

S'il survient une suffocation violente par suite de la suppression du flux menstruel, pédiluves chauds jusqu'aux genoux, et si les pédiluves ne sont pas suffisants, le bain tiède et quelquefois le bain frais emporteront le mal sans retour.

Le reflux des règles pouvant produire des engorgements dans les parties supérieures au bassin, le cerveau peut être surchargé à son tour, de là des mouvements convulsifs, des convulsions générales ou partielles, l'épilepsie, la catalepsie et toutes les maladies enfin qui dépendent de l'engorgement du cerveau ; pour faire cesser ces symptômes si graves, il ne s'agit que de provoquer l'évacuation menstruelle.

Les femmes en couche voient quelquefois les lochies supprimées, de là des phrénésies, des délires, la fièvre, les spasmes, des convulsions. Pour faire cesser ces symptômes alarmants, rétablir les lochies en plongeant l'accouchée dans un bain.

La fièvre nerveuse se présente quelquefois, rarement cependant, chez les femmes dont le système nerveux est fortement surexcité ; le spécifique est ici le bain tiède.

Tels sont les symptômes principaux qu'on rencontre le plus généralement associés aux maladies nerveuses. Il en est une multitude d'autres que ce cadre étroit m'empêche de déduire.

§ III. *Exemples de Pratique et Observations générales.*

Les développements dans lesquels je suis entré pour établir le traitement général des causes principales des maladies nerveuses et de leurs symptômes dominants, me dispensent sans doute d'indiquer ici un traitement particulier pour chaque maladie prise isolément ; un semblable travail, du reste, exigerait l'étendue de plusieurs volumes : il me suffira de dire que si le médecin doit apporter dans toutes les maladies en général, la plus grande attention dans l'administration des remèdes. C'est ici le cas de s'armer de précautions et de prudence, parce qu'il n'est pas de maladies qui présentent une mobilité aussi grande, qui revêtent des formes aussi diverses, qui reconnaissent des causes aussi nombreuses et partant qui soient aussi difficiles à guérir : pour mon compte je dois ajouter que dans le choix des remèdes et pour arriver à des succès certains, je me laisse guider par toutes les circonstances dans lesquelles se trouvent le malade et la maladie ; je tiens compte de l'âge, du sexe, du tempérament, de la constitution, de la prédisposition héréditaire, des désordres nerveux plus ou moins généraux, de la saison, de la position sociale, des complications, etc., et j'arrive ainsi à surmonter toutes les difficultés en cherchant à voir toute la maladie et ses nombreuses variétés, et rien que la maladie.

Deux exemples suffiront pour me faire comprendre.

Je suppose pour premier exemple qu'un homme se plaignant de *vertiges* se présente à moi pour réclamer mes soins ; je reconnais le trouble des fonctions cérébrales et l'étendue du désordre des idées ; ceci fait, je demande la raison de ces phénomenes à l'une des causes suivantes, savoir : la pléthore par excès de sang, l'anémie par défaut de sang, le trouble de la digestion, certains empoisonnements narcotiques, certains mouvements, certaines attitudes, les émotions physiques et morales, les plaisirs de l'amour trop répétés ; de plus, je reconnais le tempérament et la constitution du malade ; je m'enquiers de son âge, de sa profession, de son régime alimentaire, de ses habitudes, du milieu dans lequel il vit, etc., et j'arrive enfin à reconnaître la variété du vertige à laquelle j'ai affaire, c'est-à-dire, à savoir si la cause qui l'a mis en jeu est un état de pléthore, un état anémique ou chlorotique, une constipation, un état névralgique, le trouble de la digestion, une trop grande réplétion de l'estomac, une émotion, une complication épileptique, ou bien enfin l'abus des plaisirs de l'amour. Une fois la forme reconnue, un traitement rationnel et méthodique est très-facilement institué et la maladie est à coup sûr victorieusement combattue.

Le difficile et l'important n'est donc pas, on le voit, de reconnaître un vertige, mais bien la variété ; le vertige, dans toutes ses variétés, présente toujours la même physionomie ; les sens éprouvent dans tous des sensations diverses et participent au trouble général et cependant les causes sont bien différentes et souvent même opposées ; à chaque forme donc un traitement particulier et spécial : un traitement toujours identique qui serait dirigé contre le vertige en lui-même mais qui ne reposerait point sur la connaissance bien précise de la variété, n'aurait non seulement aucune chance de succès mais offrirait le plus souvent les plus graves dangers.

Je prends pour deuxième exemple une *épilepsie*, une des plus terribles maladies qui puissent frapper l'homme, car si elle ne le tue point tout de suite, elle finit tôt ou tard par le dégrader et le rendre infirme.

Je cherche d'abord à asseoir mon jugement sur le plus ou moins de gravité du cas qui se présente, et pour y arriver j'étudie la bonne ou la mauvaise influence des circonstances suivantes, savoir : l'hérédité, le sexe, l'âge au début de la maladie, le tempérament, la menstruation et occasionnellement l'influence de la grossesse, le degré d'aisance, l'état mental, l'ancienneté de la maladie, la fréquence des accès, leur nature et leur retour de jour et de nuit ; mais c'est surtout sur la stature, la conformation et complexion, le degré d'intelligence et sur quelques autres circonstances que je me fonde pour porter un pronostic favorable ou fâcheux ; j'interroge donc l'hérédité, une des causes les plus importantes, car il est universellement admis que l'épilepsie par cette cause est presque nécessairement incurable ; le sexe, l'âge, la menstruation, l'aisance, l'ancienneté de la maladie, la fréquence des attaques, la nature des causes ont sur mon pronostic une influence marquée ; mais la conformation et la complexion, le degré d'intelligence et la stature exercent sur mon esprit une influence d'autant plus grande que je sais par expérience que la guérison est toujours obtenue chez les individus dont la stature est au-dessus de la moyenne, chez ceux dont l'intelligence est très-développée, ainsi que chez ceux qui jouissent d'une bonne conformation et d'une forte complexion, tandis que dans une complexion très-grêle, chez les sujets chétifs ou atrophiés des membres inférieurs, chez ceux dont l'angle facial est inférieur de cinq, huit ou dix degrés à l'angle facial des têtes européennes qui est de quatre-vingts degrés, chez ceux enfin qui ont une conformation vicieuse quelconque de la tête et ceux surtout qui ont une intelligence faible ou affaiblie par la maladie, j'arrive à une conclusion inverse, puisqu'on ne rencontre le plus souvent ici que des améliorations sans guérison complète.

Mais je ne m'en tiens pas là et je vais plus avant dans l'étude de la cause pour reconnaître en toute sûreté si, au lieu d'avoir affaire à une épilepsie *idiopathique*, c'est-à-dire essentielle, résultant d'un vice de conformation, d'une affection morale, d'affaiblissement des forces, suite de vices secrets, etc., et dans ces cas très-difficiles à guérir, je n'ai pas, au contraire, affaire à une épilepsie *sympathique*, c'est-à-dire, venant par l'appareil digestif, par le sanguin, par les vaisseaux blancs, par les veines, par les organes génitaux ou par les parties extérieures, ou bien encore à une épilepsie *symptômatique*, c'est-à-dire, provenant de désordres spéciaux, tels que des phlegmasies cutanées, l'éruption des dents, la présence des vers dans les intestins, une tendance fluxionnaire vers un organe, une humeur ambulante, etc. Je recherche ces variétés pathologiques avec beaucoup de sollicitude, et je les examine avec un soin tel que je suis convaincu que si la guérison de la première variété est, pour ainsi dire, entre les mains du hasard, celle des deux dernières sera bien certainement obtenue si l'on saisit bien la véritable cause et si l'on attaque avec la plus grande vigueur et la plus grande persévérance le mal dans sa source.

Ceci fait, je porte un jugement sur les chances de guérison de mon malade et les lui fais connaître en toute sincérité, tout en faisant des réserves néanmoins pour le cas où le succès me paraît presque certain, car je ne suis pas sûr que le traitement soit suivi avec toute la régularité voulue et en laissant quelque espérance même à ceux qui me paraissent incurables, car on voit tous les jours dans cette maladie des guérisons inespérées, et de plus nous ne connaissons pas les limites exceptionnelles du pouvoir de nos médications.

Je passe ensuite au traitement prévenant le malade qu'il s'agit ici d'un traitement de longue haleine et qu'il serait inutile de l'entreprendre s'il n'était pas disposé à y consacrer trois mois au moins, en cas de succès, et un temps plus long encore si les premiers moyens ne réussissaient point : ici, indépendamment d'un choix heureux de remèdes que j'administre à dose toujours croissante de semaine en semaine jusqu'aux dernières limites imposées par la prudence, je soumets le malade à un régime sévère, savoir : alimentation douce, rafraîchissante, sobriété, tempérance, proscription des excitants diffusibles, thé, café, etc., bains tièdes prolongés, lavements, frictions sur toutes les parties du corps, exercice modéré, etc., etc., et le temps venant à mon aide, j'arrive à la destruction de la cause et finis par dominer cette redoutable maladie.

En ce qui touche l'*hystérie*, l'*hypochondrie*, les affections dites *vaporeuses*, toutes les *névropathies*, tous les *états nerveux*, *migraines, spasmes, convulsions, mélancolie, hallucinations, troubles du sommeil,* tous les *maux nerveux* enfin , toutes ces affections, quand elles sont invétérées et de dates anciennes, exigent un traitement méthodique et rationnel : comme toujours, remonter à la cause et la détruire. Dans ce but, toutes les médications, suivant les indications bien entendu, peuvent être de mise ; ainsi les antiphlogistiques, les calmants, les antispasmodiques, les toniques, les évacuants, les révulsifs, les dérivatifs sagement ordonnés trouveront leur emploi et se montreront utiles ; en même temps, faire intervenir les ressources de l'hygiène, bain tiède et prolongé, repas dans le bain, distractions, exercice, voyages, bon air, régime sévère, alimentation appropriée et le temps venant à notre aide la maladie sera vaincue sans retour. Quand l'affection sera, au contraire, de date récente ou peu ancienne, de simples moyens tels que les calmants, les tempérants, les humectants, les rafraîchissants, les sédatifs, les anodins, etc., atteindront facilement le but et triompheront de la maladie ; mais toujours prudence et adresse pour mettre en harmonie la vertu des remèdes avec les mille circonstances d'âge, de tempérament, de variété pathologique et de disposition particulière de chaque malade.

Quand il s'agira d'un sujet épuisé par quelque maladie antérieure ou par quelqu'une de ces complications *syphilitique, scrofuleuse, dartreuse, rhumathismale, goutteuse, etc.,* combattre soigneusement, je l'ai déjà dit, le vice dont la constitution est infectée et s'attacher à remonter les forces par tous les moyens possibles.

En résumé, le traitement des maladies nerveuses exige, de la part du médecin, je dois le dire, une étude de cette classe de maladies longue, consciencieuse et basée sur des masses de faits, un certain talent d'observation, un tact, une prudence et une pénétration rares, un jugement sûr, une connaissance approfondie des lois de la vie, des ressources variées dans l'esprit, et de la part du malade, de la persévérance dans le traitement, de la patience, l'observation rigoureuse des lois de l'hygiène et un régime de vie sagement ordonné.

Marseille, le 9 Novembre 1857.

Le Docteur SADDE.

NOTA.

NOTA.

—

Le Docteur SADDE, Médecin spécial des maladies nerveuses, donnera des consultations sur cette classe de maladies, dans son cabinet situé cours du Chapitre, 18, tous les *Mardi* et *Vendredi* de chaque semaine, de 2 heures 1/2 à 4 heures 1/2.

AUBAGNE. — IMPRIMERIE DE BAUBET.

www.ingramcontent.com/pod-product-compliance
Lightning Source LLC
LaVergne TN
LVHW021802030726
842523LV00003B/1168